Der Liebes-Doppelselbstmord

Eine psychologische Studie

von

Dr. Elias Hurwicz

BONN 1920

A. Marcus & E. Webers Verlag (Dr. jur. Albert Ahn)

Druck: Otto Wigand'sche Buchdruckerei G. m. b. H., Leipzig.

Inhaltsverzeichnis.

Einleitung.

Der Doppelselbstmord ist geradezu zu einer typischen Erscheinung unseres Zeitalters geworden. Es vergehen kaum einige Tage, ohne daß auf der dritten oder vierten Seite der Tageszeitungen, dort, wo über Verbrechen und Unglücksfälle berichtet wird, einer der beiden Fälle erscheint, deren typische Beispiele die folgenden sind:

„Gestern nachmittag versuchten sich im Zimmer eines Berliner Hotels der 21 Jahre alte Jockei Franz B. und die 26 Jahre alte unverehelichte Wally B. durch Aufschneiden der Pulsadern und Einatmen von Gas das Leben zu nehmen. Wiederbelebungsversuche waren von Erfolg usw. Aus einem vorgefundenen Briefe geht hervor, daß beide Selbstmord begehen wollten; einen Grund für die Tat hatten sie nicht angegeben." (Berl. Tagebl. vom 14. 8. 1916.)

„In der Vogelsangstraße in Stuttgart stürzte sich eine junge Frau mit ihren vier Kindern aus dem vierten Stockwerk eines Hauses auf die Straße. Die Frau und zwei Kinder waren sofort tot, die beiden anderen Kinder starben im Krankenhause." (Berl. Tagebl. vom 27. 11. 1916.)

Natürlich variiert die Todesart, der Ausgang des Falles, die Motive. Aber zwei typische Gruppen heben sich aus der Fülle der Fälle deutlich heraus: in der einen findet ein Liebes-, in der anderen ein Familienverhältnis eine tragische Lösung. Und dementsprechend kann man den Liebes- und den Familien-Doppelselbstmord unterscheiden. Im folgenden sei nur die erstere Art des Doppelselbstmords untersucht [1]).

Amtliche statistische Quellen fehlen in unserer Frage. Die einzige Statistik, die dem Doppelselbstmord ihre Aufmerksamkeit schenkt, ist die preußische. Aber ihre Rubriken: „Fälle gemeinsamen Selbstmords" und „Selbstmord mit gleichzeitiger Tötung anderer Personen" (die, wenn ich nicht irre, nunmehr zusammengelegt werden) umfassen (in der zweiten Rubrik) offenbar auch Fälle von Mord in psychologischem Sinne (der Eifersüchtige tötet sein Opfer ohne Einwilligung und dann sich selbst u. dgl.); fernerhin unterscheidet diese Statistik nicht zwischen Liebes- und Familien-Doppelselbstmord. Die Verfolgung der Zeitungsnachrichten ergab auszugsweise z. B. folgende Resultate (für das ganze Reich). 1913: Januar: 3 Fälle von Liebes-Doppelselbstmord, Februar: 2, März: 4; 1916: August:

[1]) Nur sie stellt freilich den Doppel-Selbstmord im eigentlichen Sinne dar. Der Familienselbstmord, obwohl er oft unmündige Kinder mitumfaßt, wird aber von der Psychiatrie nach überwiegender Meinung als erweiterter Selbstmord (sc. der Eltern) aufgefaßt. Vgl. zuletzt L. W. Weber im Arch. f. Kriminologie 1917, S. 268 ff.

4 Fälle, September 2, November: 1, Dezember: 1. Hierbei ist jedoch folgendes zu bemerken: diese Notizen sind nur nach einer Zeitung gemacht worden; gar mancher Fall gelangt nicht zur Kenntnis des Reporters oder wird von ihm auf Bitten der Verwandten verschwiegen; im Kriege mußten die Zeitungen den weitaus überwiegenden Raum den Kriegsnachrichten u. dgl. widmen, ferner aber der Papierknappheit Rechnung tragen. Aus allen diesen Gründen ergibt sich, daß die Zahl der Doppelselbstmorde in Wirklichkeit höher ist. Der Krieg hat seinerseits noch eine Ursache mitgebracht: die bevorstehende Trennung des Liebespaars, der dieses durch gemeinsamen Tod zu entgehen sucht.

Der Liebes-Doppelselbstmord hat seit jeher die Aufmerksamkeit der Kriminalisten wie der öffentlichen Meinung auf sich gezogen. So sagt schon Lombroso in seinem Uomo delinquente in seiner pathetischen Art: „Mögen Moralprediger und Theologen sagen, was sie wollen, in diesem geschäftigen und frechen Zeitalter erfüllen uns solche Begebenheiten, weit davon entfernt, einen Abscheu wie vor einem Verbrechen hervorzurufen, vielmehr Augen und Herz mit einer tiefen Bewegung; sie zeigen uns, daß wir es auch heute vermögen, starke, ideale und uninteressierte Leidenschaften zu empfinden und für sie zu sterben“ [2]). In Italien hat sich dann ausführlicher Sighele, in Frankreich Tarde mit dem Problem beschäftigt. Eine zusammenhängende, den ganzen Akt analysierende Untersuchung, wie die hier versuchte, fehlt jedoch bisher.

Unsere Untersuchung stützt sich auf die vorangehende Literatur, in der Hauptsache aber auf das Studium des Tatsachenmaterials. Eine ausführliche, auf Gerichtsakte, staatsanwaltschaftliche und psychiatrische Gutachten sich stützende Beschreibung bieten besonders folgende Fälle [3]) (chronologisch geordnet):

Fall Kleist (1811). (Nach Biographien Kleists, insbes. Ed. v. Bülow, Leben und Briefe Ks. Berlin 1848.)
Fall Gleichmann (1829). Der neue Pitaval, 31. Teil, 3. Folge, 7. Teil. Leipzig 1862.
Fall Fol und Far (1838). Annalen d. deutschen u. ausländ. Criminal-Rechtspflege. Altenburg 1840.
Fall Kühne (1852). Archiv für preuß. Strafrecht, I, 1853.
Fall Dietz (1853). Der neue Pitaval.
Fall Kaspareck (1857). Archiv f. preuß. Strafrecht, V, 1857.
Fall Chambige (1889). Arch. d'anthrop. criminelle. 1889.
Fall Arthur (1901). Groß' Arch. f. Kriminalanthrop. 1910.
Fall Brunke (1905). Juristisch-psychiatrische Grenzfragen. 1909.
Fall Hagemeier (1910). Verbrechertypen, hrsg. v. Gruhle u. Wetzel, H. I. Berlin 1913.

---

[2]) Vol. II, Torino 1889 (p. 159).
[3]) Die Namen sind in der Mehrzahl der Fälle verändert.

Erstes Kapitel.

Zur Psychophysiologie des Liebesselbstmords.

Es liegt nahe, die Erklärung der Geliebten-Selbstmorde in den Gesetzen der Psychophysiologie der Liebe zu suchen. Überschauen wir die einschlägige Literatur, so können wir zwei Richtungen unterscheiden: eine, die die physiologischen Elemente des Liebesverhältnisses zwischen Mann und Frau in den Vordergrund rückt, und eine zweite, die in diesem Verhältnis wesentlich einen Vorgang psychophysischer oder gar überwiegend psychischer Natur erblickt.

Zu der ersteren Richtung gehört z. B. C. A. Diez. „Die Liebe" — sagt er in seiner auch heute noch lesenswerten Schrift über den Selbstmord [1]) — „beruht auf einem so allgemeinen, heftigen und so tief in der menschlichen Natur gegründeten Triebe, daß fast keiner sich ihrer Wirkung völlig entziehen kann." Dieser Trieb ist gleichbedeutend mit dem „Instinkt der Fortpflanzung". „Ist aber die Liebe sehr heftig," so nimmt sie die ganze Aufmerksamkeit, die ganze Kraft der Seele in Anspruch, und alle übrigen Seelentätigkeiten werden dadurch deprimiert, während die Phantasie in einem höchst aufgeregten Zustande sich befindet. „Die Liebe steht in der Liste der Zerstörerinnen der menschlichen Vernunft oben an. Ihre äußerste Heftigkeit oder ihre fehlgeschlagenen Erwartungen haben mehr Wahnwitzige gemacht als alle Affekte zusammengenommen." (Chr. Garve.)

Zu der gleichen Richtung kann auch der berühmte französische Psychiater Brierre du Boismont gezählt werden. Für ihn [2]) erklärt sich der Liebesselbstmord überhaupt wesentlich durch die Einwirkung der Pubertät, d. h. aber die Veränderung der Genitalorgane und den von ihr ausgeübten Einfluß auf das Nervensystem: „Le développement des organes sexuels, l'excitabilité du système nerveux, la vivacité avec laquelle sont ressenties à cet âge les peines de la vie, expliquent sans doute les aspirations des jeunes gens vers le suicide."

Noch kräftiger sagt Lombroso [3]): „Es ist nicht schwer, die Physiologie dieser so häufigen Ursache des Selbstmords zu erfassen, wenn man sich daran erinnert, daß die Liebe die Wirkung einer Art von Wahlverwandtschaft darstellt, die durch eine solche der zeugen-

---

[1]) Der Selbstmord, seine Ursachen und Arten vom Standpunkt der Psychologie und der Erfahrung. Tübingen 1838, S. 124 ff.

[2]) Vgl. insbesondere „Recherches statistiques sur le suicide dans la folie" in „Annales d'hygiène publique" Bd. 42, S. 423 ff.

[3]) L'uomo delinquente, Torino 1889, vol. II, p. 159.

den Organe vervielfacht ist und die Liebe durch die Gewohnheit verstärkt, kraft deren die Moleküle des Organismus des einen Partners sozusagen einen Teil des Organismus des anderen bilden und eine Trennung von diesem nicht ertragen können." („Non è difficile il capire la fisiologia di questa cosa, cosi diffusa, di suicidio, ricordando come l'amore sia l'effetto di una specie di affinità elettiva, moltiplicata da quella degli organi riproduttori, resa amor più forte dall' abitudine per cui le molecole dell' organismo dell' uno formano, direi quasi, parte di quello dell' altro e non possono supportarne il distacco.") In neuerer Zeit hat Lomer in seiner Untersuchung „Liebe und Psychose"[4]) die physiologische Theorie ausführlich entwickelt. „Es findet ein Kampf der psychischen Elemente statt, aus dem am Ende die höchstwertigsten siegreich hervorgehen; — und als ein höchstwertiges Element, als Vorstellungsgruppe von chemisch höchster Valenz muß jener Zellkomplex bezeichnet werden, welcher im Hirn Träger der Liebesempfindung ist. ... Je öfter sich ein psychischer Eindruck wiederholt, je mehr er durch immer neue von derselben Person ausgehende Reize stabiliert, gefestigt, dem innersten Wesen des Betreffenden assimiliert wird, um so unlösbarer verwächst er mit diesem, um so mehr wird er ein Teil seiner Persönlichkeit, seines geistigen Kernes. ... Indem nun im Zentralorgan sämtliche Zellenreize aus dem ganzen Körper zusammenfließen, kombinieren sie sich hier zu einem Gesamtgefühl, zu dem Gefühl der körperlichen Persönlichkeit.... Jeder Vorstellungskomplex — und je inniger zum Bestandteil der Persönlichkeit eingeschmolzen, um so mehr! — hungert nach Neureizen, welche ihn neu beleben, ihm zu funktioneller Fortdauer verhelfen sollen.

„Werden ihm solche Reize nicht zugeführt, so muß er schließlich sterben. Sterben aus Mangel an Nahrung, aus Mangel an Spontaneität (? es läge doch hier viel näher, an Gewohnheit zu denken. Vgl. auch Lombroso oben. E. H.). Wie der Ton einer Saite verhallt, wenn sie nicht von neuem gestrichen wird. Wie ein Bild in der Seele erlischt, wenn sein Gegenstand nicht von neuem leibhaftig vor uns tritt.

„Alle Sehnsucht, alles Heimweh, alles Zurückverlangen ist also im tiefsten Urgrunde nichts anderes als ein Gefühl des partiellen (!) Sterbenmüssens."

„So auch in der Liebe. Hier ist das Bild der geliebten Person so wurzelfest mit der ganzen (s. aber oben, E. H.) Persönlichkeit verwachsen, so sehr ein Teil derselben geworden, daß der Hunger nach Neureizen ein besonders intensiver ist. Dieser Hunger — „Sehnsucht" genannt — ist am stärksten unmittelbar nach der Entfernung von der geliebten Person. Er kann sich — unbefriedigt — steigern bis zu gewaltigen Gefühlsausbrüchen, bis zu Paroxismen der Depression, ja in einzelnen Fällen bis zu Selbstmordversuchen.

„Die spezifische Erregungswelle, immer wieder angeregt und genährt durch zahllose körperliche Berührungen und Reize, drängt nun mit Gewalt nach einem Abfluß nach außen, nach der naturgemäß physiologischen Entladung.

---

[4]) Grenzfragen des Nerven- und Seelenlebens, Heft 49 (Wiesbaden 1907).

„Nicht immer jedoch kann sich diese ohne Hindernis vollziehen. Allzuviel und allzuhoch sind oft die Schranken, welche der gesetzlichen Vereinigung beider Körper in der allein gültigen Form der Ehe entgegenstehen. Massenhafte Vorurteile, soziale Wahnbildung und Verkennung der tatsächlichen, physiologisch begründeten Grundlagen der Ehe, wie sie sein *soll*, legen da ein trennendes Veto ein, wo die Natur ein Gutes schaffen will. ...

Aber nun versetze man sich in die Seelenkämpfe, die der Zwiespalt zwischen den äußeren Umständen und der aufs höchste gesteigerten sexuellen Erregung herbeiführen muß. Die erotische, unerbittlich zur Umsetzung in Aktion drängende Bewußtseinswelle will nach außen abfließen *um jeden Preis*. Ist ihr das auf normalem, physiologischem Wege nicht möglich, so verfällt die hochgradig gereizte schließlich auf alle möglichen *abnormen* Auswege. ... Dem Selbstmörder kommt es vor allem auf möglichst radikale und plötzliche Befreiung von jener unerträglichen inneren Spannung an. So greift er zum äußersten, irreparablen Gewaltakt und reißt oft auch das Leben des geliebten Menschen mit in den Bergsturz seiner Selbstvernichtungsgefühle hin: *Doppelselbstmorde!*“

Dieser Gruppe ist schließlich auch *Kötscher* beizuzählen, für den die Doppelselbstmorde aus Liebe mit dem Erwachen des Geschlechtsbewußtseins und seinen Anomalien zusammenhängen[5]). —

Wir können jedoch nicht finden, daß diese Theorie uns eine ausreichende Erklärung der Doppelselbstmorde aus Liebe gibt. Zunächst *vereinfacht* sie zu sehr den ganzen, psychologisch, wie die Tatsachen lehren, komplizierten Sachverhalt und verkennt die Einwirkung rein *psychischer Motive* auf den Selbstmordentschluß. So hat Frau G. in ihrem freiwilligen Tode zusammen mit Chambige eine Sühne des Ehebruchs, den sie mit diesem begangen hat, erblickt (Fall Chambige); so hat Auguste Acker (Fall Gleichmann) durch den gemeinsamen Tod ihre Schwangerschaft zu verheimlichen und deren einzigen Zeugen aus der Welt zu schaffen getrachtet; so suchte Käte Mandelstein (Fall Hagemeier) durch den Tod der Verleumdung zu entgehen. Sodann zeigt sich die übertriebene Bedeutung, die von dieser Theorie der Geschlechtlichkeit als solcher beigemessen wird, durch eine Reihe von Fällen, in denen der Geschlechtsverkehr der beiden Todespartner durchaus möglich war, aber trotzdem unterblieb (so in manchem von Proal mitgeteilten Falle, ferner im Fall Brunke und wohl auch im Fall Kleist). Im Fall Hagemeier ist der Geschechtsakt zum ersten Male erst kurz vor dem Selbstmord vorgenommen worden. Hier aber liegt die Bedeutung der, wie Näcke sagt, merkwürdigen (übrigens auch im Falle Gleichmann und manchen anderen sich wiederholenden) Erscheinung, daß zwei Menschen kurz vor dem Tode noch an Begattung denken, wie mir scheint, nicht darin, daß (wie der Referent des Falles Gleichmann meint) bei vielen Menschen der Geschlechtstrieb keine Schranke kennt, sondern der Geschlechtsakt dient hier wesentlich als Be-

---

[5]) Das Erwachen des Geschlechtsbewußtseins und seiner Anomalien. Grenzfragen des Nerven- und Seelenlebens. Wiesbaden 1907, Heft 52.

rauschungsmittel vor und zur Begehung der Tat; oder aber der Verzweiflungszustand bewirkt eine physische Erstarrung, die unter den obwaltenden Umständen das sich dem Tode weihende Paar nur durch den Koitus zu lösen vermag. Die physiologische Theorie versagt ferner nicht nur in Fällen, wie der von Kleist, wo die Liebe infolge der Krankheit der Frau Vogel offenbar nur geistiger Natur war, oder von Brunke, wo dieser und das Mädchen nur durch eigene Lebensenttäuschungen zusammengeführt wurden und von eigentlicher Liebe überhaupt keine Rede war [6]), sondern auch in Fällen, wo Personen, die das Pubertätsalter längst hinter sich haben, doch derselben Schwäche wie die Jünglinge unterliegen [7]). Gerade ältere, eifersüchtige Frauen sind es häufig, nach dem Zeugnis von Proal [8]), die ihre jüngeren Liebhaber mit mehr oder weniger Erfolg zum Doppelselbstmord überreden. Unhaltbar erscheint endlich die physiologische Theorie bei Doppelselbstmorden von Ehepaaren, wo die Einwirkung der Pubertät, ferner oft auch die Notwendigkeit der Trennung (Lombroso, Lomer) gänzlich ausscheidet, das geschlechtliche Moment in den Hintergrund tritt, und doch eine unverkennbare psychologische Verwandtschaft mit dem Geliebtenselbstmord besteht.

Wir wenden uns daher der anderen Richtung zu, die wir als eine psychophysiologische oder psychologische bezeichnet haben. Zu dieser Richtung gehört (trotz des Namens seiner berühmten Schrift) Mantegazza: er betont nicht sowohl die physiologischen, in ihrem Wesen fungiblen Elemente des Liebesverhältnisses, als vielmehr die Individualität der Auswahl, die der physischen auf dem Fuße folgende geistige Veränderung und Assimilierung der eigenen Wesenheit an die des anderen [9]). Mantegazzas Gedanken werden weitergesponnen und aus der bilderreichen Sprache in die moderne wissenschaftliche Form übergeführt von Magnus Hirschfeld [10]): auch diesem ist „das primäre — zeitlich und sachlich — der sich in uns abspielende Vorgang, die Veränderung der eigenen Wesenheit"; auch er betont die Individualität der Auswahl: „Solange wir das Wesen der Persönlichkeit selbst, welche sich angezogen fühlt, nicht in ihrer individuellen Eigenart erkannt haben, und bisher sind wir noch weit entfernt davon, solange werden wir auch außerstande sein, die Gesetze völlig zu begreifen, nach denen die eine Wesenheit die andere so mächtig affiziert." Der Gegensatz seiner Auffassung zu der physiologischen kommt wohl am besten in der Charakteristik zum Ausdruck: „Der Geschlechtstrieb ist mehr zum Wechsel geneigt, un-

---

6) Ganz irreführend ist die Darstellung des Falles Brunke von Kötscher a. a. O. S. 62. Br. soll hiernach die Tat vollbracht haben, weil er „wegen seiner Mittellosigkeit keine Aussicht hatte, die Geliebte heiraten zu können". „Das Mädchen willigte aus diesem Grunde in den Plan ein, gemeinsam den Tod zu suchen, und ihre Schwester schloß sich ebenfalls aus unglücklicher Liebe (?) dem Paare an."

7) Vgl. E. Laurent, L'amour morbide. Etude de psychologie pathologique. Paris 1891, p. 87: „Néanmoins on a vu des hommes mûrs et fort intelligents, des hommes d'Etat même, avoir de ces faiblesses lamentables".

8) Le crime et le suicide passionnels. Paris 1900, p. 72, 158.

9) Physiologie der Liebe (Berlin, Potthof, 1914), besonders S. 64, S. 222. Die erste italienische Ausgabe ist 1873 erschienen.

10) Naturgesetze der Liebe, Berlin 1912, besonders S. 29, 149 ff., 187 f., 190, 205.

beständiger, polygamer, die Liebe monogam." Diese Charakteristik ist für uns deswegen von großer Bedeutung, weil die überwiegende Mehrzahl der Liebesselbstmorde ohne diesen individuellen, „monogamen" Charakter der Liebe, kraft dessen der eine Liebende in dem Anderen etwas Einziges und Einzigartiges, Nicht-fungibles sieht, undenkbar ist. — In diesem Sinne ist es zu verstehen, wenn Hirschfeld die Liebe als einen „individualisierten Geschlechtstrieb" bezeichnet; gleich darauf betont er, daß den individuellen Charakter der Liebe auch schon Plato und Hegel hervorgehoben haben. „Die Liebe gibt dem Leben der meisten erst Inhalt, Wert und Schönheit."

Auch Malaupert[11]) betont die Veränderung, die die Liebe erzeugt, und zugleich drückt er treffend ihren Unterschied von rein organischen Veränderungen aus: „Parmi ces crises imprévisibles [d'un ordre plus rigoureusement psychologique et personal] il en est de sentimentales qui se rapprochent parfois de certaines crises organiques, mais sans toutefois se confondre avec elles: la maternité n'est pas la même chose que la parturition; l'apparition de l'amour n'est pas la même chose que la puberté, et pourtant c'est une des crises morales les plus graves que l'homme puisse traverser; de son objet, de son aspect, de sa violence particulière découlent une foule de conséquences, le caractère en est parfois singulièrement transformé."

„Quoiqu' il en soit" — sagt auch Tarde in seiner Analyse des Falls Chambige — „quand il nous maîtrise, l'amour nous dénature. Un grand amour pourait on dire, est toujours une âme nouvelle qui entre en nous, une condition seconde où la vue d'une personne nous place brusquement, faisant tomber le rideau de notre vie ordinaire." Ja der Grad dieser Veränderung bildet für ihn, gemäß seiner allgemeinen strafrechtlichen Auffassung, den Maßstab der Zurechnungsfähigkeit der Delinquenten. Mme. G., die, auf dem Wege nach der Stätte ihres Todes ihm als eine ganz veränderte Person erscheint, ist für ihn nicht oder nicht in dem Grade zurechnungsfähig, wie ihr Geliebter Chambige, bei dem das ganze Liebesverhältnis wie die Tat selbst nur einen Ausfluß seiner bisherigen, sich also gleichbleibenden Persönlichkeit darstellt. —

[11]) Le caractère. Paris 1902, p. 61.

Zweites Kapitel.

Der psychische Mechanismus des Doppelselbstmords.

a) Das Zustandekommen der Todesbereitschaft.

Die psychologische Theorie kommt der Wahrheit viel näher, als die physiologische, indem sie der Einwirkung psychischer Elemente, die beim Doppelselbstmord eine so große Rolle spielen, überhaupt erst Raum gibt; in ihrer Betonung der Individualität des Liebesverhältnisses liegt ferner, wie bereits oben bemerkt, ein ungemein wichtiges, ja ein essentielles Erklärungsmoment namentlich dafür, warum dem einen Liebespartner der andere als etwas Einziges und sein Verlust als unersetzlich erscheint. Andererseits aber verführt die von ihr hervorgehobene Veränderung der eigenen Persönlichkeit und deren Assimilierung mit der fremden — ein Punkt, in dem sie sich mit der physiologischen Theorie berührt — zu leicht zu der Annahme einer psychischen Gemeinsamkeit oder gar Gleichheit der beiden Liebespartner, aus der sich der gemeinsame Selbstmord gleichsam von selbst erklärt. Dieses Bild, das sich die öffentliche Meinung gewöhnlich vom Geliebtenselbstmord, ja vom Doppelselbstmord überhaupt macht, wird merkwürdigerweise auch von einem so erfahrenen Psychiater wie A. Leppmann in seiner Untersuchung über die „Tötung auf ausdrückliches ernstliches Verlangen“ [1]) dargestellt. Danach bildet „die Gruppe, wo der Einklang gleichgestimmter Seelen es ist, welcher zur Tat führt, wo die Tötung auf ausdrückliches Verlangen nichts weiter ist als eine Unterart des Doppelselbstmords, als ein indirekter Selbstmord bei dem Getöteten und ein gewollter bei dem Täter“, — die überwiegende Mehrheit der Fälle, der gegenüber andere Fälle (insbesondere mit egoistischen oder ideelen Motiven) in der Praxis verschwindend selten vorkommen [2]).

Dieser weit verbreiteten Ansicht müssen wir jedoch auf Grund allgemeiner psychologischer Erwägungen wie noch mehr auf Grund der Wirklichkeit entgegentreten.

Schon die allgemeine psychologische Erfahrung, die uns nirgends eine vollständige psychische Gleichheit verschiedener Individuen zeigt, muß uns eine solche Gleichheit oder gar gemeinsame Spontaneität oder Simultaneität des Entschlusses bei einer so außergewöhnlichen Erscheinung wie der freiwillige Selbstmordentschluß

---

[1]) Zeitschrift f. d. gesamte Strafrechtswissenschaft Bd. 32 (1911), S. 515 ff.

[2]) A. a. O. S. 521 ff.

verdächtig machen. „Man könnte hinzufügen — sagt Scipio Sighele[3]) im Anschluß an die oben wiedergegebene Erklärung Lombrosos (aber bereits mit deutlicher psychologischer Umdeutung des Sinnes) — daß der Selbstmordzweck selbst die Todesgemeinschaft zweier Liebender zu einer natürlichen macht, denn der gleiche Gefühlskomplex, der jedem von ihnen das Leben nunmehr hoffnungslos erscheinen läßt, müßte logischerweise für beide das Motiv ihrer Scheidung aus dem Leben abgeben. In der Tat sind Fälle von Doppelselbstmord nicht selten, in denen der Plan und die Ausführung lange vorher von den beiden Liebenden übereinstimmend überlegt und vorbereitet waren.“ „Lorsque deux amants se tuent — sagt hier treffend auch Proal — ils ne trouvent pas seulement une consolation dans la pensée qu'ils vont être réunis dans la tombe; chacun d'eux est encore heureux de voir que l'autre l'aime si ardemment qu'il préfère la mort à la separation; cette pensée leur rend douce la mort. Les nombreux documents judiciaires que j'ai consultés, les enquêtes personnelles que j'ai faites établissent, en effet, que les amants préparent en général leur double suicide avec une insouciance, une gaiete surprenante.“[4]) Die Bitte um ein gemeinsames Ende findet sich in der Tat auch in unseren Fällen wiederholt[4a]). Auch der Glaube an die Fortdauer des gemeinsamen Lebens nach dem Tode leistet zuweilen dem Gedanken des Doppelselbstmords in eigentümlicher, aber markanter Weise Vorschub. Nur die Vorstellung der „gaiete surprenante“ bei den Todesvorbereitungen möchten wir (im Hinblick z. B. schon auf den Fall Fol, wo der Todespakt wohl mit den geringsten Reibungên vor sich ging, ganz abgesehen von den anderen Fällen, wie Hagemeier, Arthur, wo ihm ein deutlich wahrnehmbarer Willenskampf vorangeht) erheblich einschränken. — „Allein — fährt Sighele mit Recht fort — man kann, da in der Psychologie nicht die trockenen Gesetze einer abstrakten Logik gelten, nicht folgern, daß eine und dieselbe Ursache auf zwei verschiedene Organismen eine und dieselbe Wirkung ausübt. Die religiösen oder moralischen Überzeugungen des einen halten ihm den Selbstmordgedanken fern oder sie unterdrücken diesen Gedanken gleich im Anfang, während die erbliche Anlage, die verschiedene Erziehung und der verhängnisvolle Einfluß von Beispielen in dem anderen die sonderbare Absicht rasch keimen lassen. Und sicher ist es, daß der Selbstmordgedanke erst in

3) L'evoluzione dal suicidio all' omicidio nei drammi d'amore. Archivio di psichiatria, vol. 12, p. 436 sq. P. 440: „E si potrebbe aggiungere, che lo scopo stesso del suicidio rende naturale la morte in comune dei due amanti, poichè quell' identico complesso di sentimenti che fa ad ogni d'esti sembrare ormai priva di lusinghe la vita, dovrebbe logicamente essere per entrambi motivo della loro eliminazione. Non sono rari, infatti, gli esempi di doppio suicidio compiuti dopo che il disegno e l'esecuzione furono a lungo meditati e preparati concordamente dai due amanti. D'altra parte però, non valendo in psicologia le aride leggi d'una logica astratta, non può si conchiudere che una medesima causa produca su due organismi diversi un medesimo effetto. I pregiudizi di religione o i preconcetti della morale non permettono neppure, talvolta, che si presenti alla mente dell' uno l'idea del suicidio, o gliela fanno respingere sulle prime, — mentre invece la disposizione ereditaria, un educazione diversa, e la fatale influenza degli esempi fanno germogliare tosto nell' altro il sinistro progetto. Ed è certamente in uno dei due amanti che sorge prima l'idea del suicidio, ed è da questo che si comunica all' altro e per suggestione si fa accettare“.

4) Le double suicide d'amour. Archives d'anthropologie criminelle 1897, p. 556.

4a) So in den Fällen Kühne, Kleist, Fol, Kaspareck, Hagemeier.

dem einen der beiden Liebenden entsteht, erst von ihm dem anderen mitgeteilt und durch Suggestion aufgedrängt wird."

In einer den Stoff fein zergliedernden psychiatrischen Untersuchung: „Des analogies entre la folie à deux et le suicide à deux" [5]) kam Chpolianski zur Aufstellung der folgenden vier Typen von Doppelselbstmord oder gemeinsamem Selbstmord (denen ebensoviele analog gestaltete Typen der folie à deux entsprechen):

1. Suicide à deux imposé (Un seul sujet a l'idée du suicide, il l'impose à l'autre).

2. Suicide simultané (Deux sujets ont l'idée du suicide en même temps, sous l'influence des mêmes causes occasionelles).

3. Suicide communiqué (Deux sujets ont l'idée du suicide, mais l'un se suicide en premier lieu, l'autre fasciné par l'idée ou l'acte du premier, se suicide en même temps ou peu après). Mit diesem Typus ist (l. c. p. 54, 56) „suicide par imitation" eng verbunden.

4. Suicide par transformation ou épidemie suicide (Plusieurs individus voient leurs idées excentriques tourner au suicide sous l'influence d'un suicide célèbre ou aux époques troublées).

„Es ist wahrscheinlich — sagt nun der Verfasser —, daß ein guter Teil der angeblich simultanen Doppelselbstmorde in die Gruppe des suicide imposé in verschiedenen Graden eingeht; aber im ganzen — setzt er unvermutet in einer moralischen Anwandlung hinzu — erscheint es natürlicher und der guten Meinung, die wir von unseren Mitmenschen a priori haben sollen (!), angemessener, zu vermuten, daß beide Subjekte, deren simultanen Selbstmord man uns berichtet, ihre Gründe hatten, zu diesem Extrem ihre Zuflucht zu nehmen, — als ihr trauriges Angedenken durch den Tadel geistiger Schwäche zu belasten, die es so leicht ist, Anderen zuzuschreiben." An einer anderen Stelle aber formuliert er die Voraussetzungen dessen, was er als suicide simultané bezeichnet, folgendermaßen: „Um uns kurz zu fassen, werden wir sagen, daß der wirklich simultane Selbstmord sehr selten ist. Sein Vorhandensein erfordert gleiche oder analoge erbliche Anlage [hérédité identique (jumeaux) ou analogue (mari et femme)], dauerndes Zusammenleben, endlich gleiche und gleich wichtige äußere Ursachen." Auch hier fehlt nicht der inkonsequente und wissenschaftlich selbstverständlich völlig unangebrachte moralisierende Zusatz: „Dem simultanen Selbstmord müssen die zahlreichen Fälle von Doppelselbstmord beigezählt werden, für die uns genauere Nachrichten mangeln." —

Ist nun auf Grund all dieser Erwägungen die Erwartung ganz gerechtfertigt, daß der Doppelselbstmord in der weitaus überwiegenden Mehrzahl der Fälle, ja fast ausschließlich als „suicide imposé" sich abspielen wird, so geben unsere Fälle hierfür vieles faktische Belegmaterial. Nur in den Fällen Kühne und Kaspareck sehen wir anscheinend eine „simultane" Gemeinschaft des Todeswillens, — wobei jedoch im ersteren Falle die geistige Urheberschaft des Mädchens beim Selbstmordentschluß durchaus feststeht; und im Falle Arthur schließt sich das Mädchen unter furchtbaren seelischen und

[5]) Thèse pour le doctorat en médecine. Paris 1885.

religiösen Kämpfen dem zum (Einzel-) Selbstmord entschlossenen Studenten erst an. Hingegen *tritt* der Vorgang der „*Willensauflegung*“, vom einfachen Zureden angefangen und in verschiedenen Graden und Kombinationen sich zur Beschwörung, Suggestion, Befehl steigernd, in *allen übrigen Fällen klar in Erscheinung*. Im Falle Fol weist alles darauf hin, daß die mit erstaunlicher Willenskraft und Geistesgegenwart begabte Therese Far die Rolle des eigentlichen spiritus rector spielt; sie unterdrückt auch die letzten Regungen des Lebensgefühls in ihrem heimlichen Ehemann und zerreißt selbst seinen Abschiedsbrief, in dem sich wenigstens sein Wunsch des Nachruhms kundgibt; schon tödlich vergiftet, ruft sie ihrem ebenfalls vergifteten Geliebten beim Abschied ironisch zu: „Stirb nur nicht!“. Der gleiche, durchaus sachliche, bis zum letzten Ende entschlossene Wille zum Sterben beherrscht auch Martha Haars; sie bestürmt nicht nur mit leidenschaftlichen Bitten den noch hin und her schwankenden Brunke, die geplante Tat doch sofort auszuführen, sondern verlacht auch mit ihrer Schwester die elegischen Anwandlungen des Jünglings, und dies gibt schließlich auch den Ausschlag. Das Mittel des Spottes, *des Appells an das Stolzgefühl des Mannes*, wendet neben dem Verlangen eines Schwurs auch Henriette Vogel gegenüber Kleist an: „Es ist freilich nicht wahrscheinlich, daß Sie dies tun werden, da es keine Männer mehr auf Erden gibt“, und fordert hierdurch den Dichter zur Wortverpfändung heraus; ja man kann ihre führende Rolle bis in die letzten Stunden hinein verfolgen, in denen *sie* zuerst, wie der Bericht des Wirtes zum Stimming deutlich erkennen läßt, die letzten technischen Vorbereitungen (das Wählen der Hotelzimmer usw.) trifft, und der Dichter sich ihr erst im Laufe der Zeit hierbei gesellt. Im Falle Dietz weiß das Mädchen zunächst durch Mittel der Beredsamkeit, durch die Ausmalung der Bitterkeit des Lebens und Schönheit des Todes den Geliebten zum Selbstmordentschluß zu bewegen; und als dieser schon bald nach Verlassen des Vaterhauses seiner Geliebten den Todesentschluß bereut, ja seine geringe Todeslust ihr zu bekennen wagt, erinnert sie ihn an ihre Verabredung, überhäuft ihn mit Vorwürfen über seinen Wankelmut, über den geringen Grad seiner Liebe, darüber, daß er noch etwas Besseres kennt, als den Tod mit ihr, und wendet sich schließlich von ihm mit der verächtlichen Bemerkung ab, er möge zurückkehren und leben, sie aber wolle allein sterben; und auch hier erträgt das Stolzgefühl des Mannes es nicht, der Feigheit im Vergleich zu einem Weibe bezichtigt zu werden. Die gleiche wirksame ultima ratio des Weibes — den Appell an den männlichen Stolz — sehen wir endlich auch im Fall Arthur. Olga verausgabt das Geld und sagt dann dem Arthur, sie sei jetzt sicher, daß ein ehrenhafter Mann es nicht vermöge, eine Frau ohne irgendwelche Mittel so weit vom Heimatsorte allein zu lassen. Dieses Argument bringt die Schwankungen Arthurs zum Stillstand und er entschließt sich endgültig zum gemeinsamen Selbstmord. Mme. G. malt Chambige nicht nur die Schönheit des gemeinsamen Todes, die Bewunderung, die sie durch ihre Tat erwecken werden, sondern zwingt ihn im entscheidenden Moment, beim Leben seiner Mutter und kleiner Schwester ihr zu schwören, daß er sie töten wird, und bringt so nicht nur einen ästhetischen, sondern auch eine auf den Täter stark wirkende Art religiösen Stachels in Anschlag. Hagemeier sucht seiner Geliebten auf alle mögliche Weise ihre Todesgedanken auszureden, alles hilft nichts. Sie bleibt aber nicht nur bei ihrem Selbstmordentschlusse, sondern macht diesen ihrerseits zum Ausgangspunkt einer Überredung des Hagemeiers zur Teilnahme an ihrer Tat: zunächst bittet sie ihn, er möchte abends nochmals kommen, sonst sehe er sie nicht mehr lebend; sodann bittet sie ihn, bis zum Abend zu überlegen, ob er doch nicht zusammen mit ihr aus dem Leben gehen wolle; sie hört schon das Läuten der Totenglocken für sie beide[6]); abends erneuert sie zunächst ihre Fragen über seinen Todesentschluß; und als er, der immer noch Schwankende und Widerstrebende, fragt, was er denn allein machen solle, wenn sie nicht mehr da sei, fällt sie ein, das beste wäre eben deswegen, zusammen aus dem Leben zu gehen; er merkt, daß sein Widerstand jedenfalls an ihrem Entschlusse nicht zu rütteln vermag; und nun übergeht ihr wiederholtes Fragen in ein flehentliches Bitten: sie hätten bisher Freud und Leid miteinander geteilt, er sei ihr alles und sie sei doch auch sein alles — und er, müde von diesem Kampf, überzeugt von ihrem unerschütterlichen Todesentschluß, angefleht von ihr, „bekommt den Kopf ganz voll“ und gibt nach. In ganz klassischer und plastischer Weise tritt der Vorgang des Willenskampfes endlich auch im Falle Gleichmann zutage: das schwangere Mädchen zwingt ihren zitternden, durchaus nicht todeslustigen Liebhaber, einen Abschiedsbrief an Eltern und Geschwister zu schreiben, das Gift zu holen und einzunehmen, und als dieses Todesmittel nicht wirkt, sich gemeinsam mit ihr die Pulsadern zu öffnen.

Diesen Fällen fügen wir nunmehr noch einige andere hinzu. Hierher gehört z. B. der von Brierre-du-Boismont[7]) mitgeteilte Fall des Doppelselbstmords, wo der Ehe eines Liebespaars Hindernisse entgegenstanden: „sich ihres ganzen Einflusses auf sein Gemüt bedienend, legt sie ihm die Unmöglichkeit dar, einander anzugehören, die Trennung, die die Folge der Werbung um ihre Hand sein wird, sodann überhäuft sie ihn mit Liebkosungen, fleht ihn an, ihren Entschluß nachzuahmen: „Ich bin entschlossen eher zu sterben als dich zu verlassen, sagt sie, gib du mir auch diesen Liebesbeweis.“ Dieses Argument wirkt hier, ebenso wie in dem berühmten Doppelselbstmord Bancals und Zélies, in dem die Frau, nachdem sie alle ihre Überredungskünste gegen den widerstrebenden Mann erschöpft hatte, ihm schließlich mangelnde Liebe und Aufopferungsfähigkeit vorwirft. In seinem Selbstgefühl verletzt, gibt Bancal nach[8]). Desgleichen in den anderen Fällen: „Der zum Selbstmord entschlossene Eifersüchtige kann sich nicht entschließen, die zu verlassen, die Gegenstand seiner Qualen ist. Er setzt dann alles ins Werk, um sie zu bewegen, seinem Beispiel zu folgen, und es kann vorkommen, daß

[6]) In ähnlicher Weise behauptet Maria Dubois (Fall Kühne), daß die Kugel, die sie zusammen mit Kühne zufällig gefunden, für sie beide vom Schicksal bestimmt ist.

[7]) Du suicide et de la folie suicide, 2me éd. revue et augmentée, Paris 1865, p. 125.

[8]) Sighele, l. c., p. 443.

er sein Vorhaben durchsetzt. Dreimal haben wir einen Doppelselbstmord dieser Art beobachtet.“ [9])

Einen charakteristischen Fall derselben Art bringt auch A. Leppmann aus seiner Praxis: „Ein 28jähriger Arbeiter, der sicherlich von Kind auf etwas geistesbeschränkt war, denn er kam in der Schule nur bis zur zweiten Klasse, war der Sohn eines Trinkers, welcher Delirium gehabt hatte. Er selbst war ein aufgeregter Mensch, hatte in jungen Jahren schon getrunken und auch Anfälle gehabt, wo er einmal Urin unter sich ließ. Er begann ein Liebesverhältnis mit einer 25jährigen Frau, welche von ihrem Manne schon wiederholt weggegangen war. Sie war eine aufgeregte, etwas sonderbare Person, welche schon vorher einmal ohne zwingenden Grund einen ernstlichen Selbstmordversuch durch Lysol gemacht hatte[9a]). Diese Person lag ihm fortwährend in den Ohren, sie wollten zusammen sterben. Die äußerliche Veranlassung für sie war die, daß der Mann, dem sie weggelaufen war, ihr Kind nicht herausgeben wollte. Er erzählt, wie er eigentlich gar nicht habe sterben wollen und wie er ihr ‚schöne Worte‘ gegeben habe. Sie habe aber nicht locker gelassen und ihn aus der Arbeit gerissen. Am Weihnachtstage verlangte sie von ihm, sie sollten heimlich von ihrem Manne das Kind abholen und alle drei gemeinsam ins Wasser gehen. Er brachte sie mit Mühe von dem Gedanken ab und sie gingen zusammen in ein kleines Hotel. Dort erklärte sie ihm nach vollzogenem Geschlechtsverkehr, sie müsse am Weihnachtsabend sterben und forderte ihn auf, ihr und sich mit dem Taschenmesser den Hals zu durchschneiden. Er brachte ihr eine große Halsquerwunde, welche durch die Luftröhre ging, und sich selbst eine nicht unerhebliche Halsschnittwunde an der linken Seite bei. Während er genas, starb sie am 17. Tage. Die Briefe, welche sie ihm vom Krankenbette schrieb, zeigen weitgehende Todessehnsucht. Er selbst erweist sich in der Haft als ein etwas geistig beschränkter Mensch mit starken Entartungszeichen, in seinem Wesen weichlich und haltlos.“ [10])

In der lehrreichen Schrift des französischen Untersuchungsrichters Proal über Verbrechen und Selbstmord aus Leidenschaft [11]) finden wir eine Reihe von Fällen, in denen sich der Vorgang der Willensaufdrängung beim Doppelselbstmord mit besonderer Klarheit dokumentiert. Proal sagt selbst über diesen Vorgang: „Was der eine will, das will auch der andere — das sagen sie selbst in den von ihnen hinterlassenen Briefen; in einem, von zwei Geliebten, die sich vergiftet haben, geschriebenen Briefe, lese ich: ‚Keiner von uns reißt den anderen mit sich fort. In Eintracht beschließen wir zusammen zu sterben.‘ Ist einer der beiden Liebenden hitziger und

[9]) Brierre, l. c. Ein Gegenstück hierzu berichtet Proal, l. c., p. 74: „Dans quelques cas très exceptionnels, des amants très jaloux font tant souffrir leur maîtresse par leurs soupçons, leurs reproches, leurs querelles, que celle-ci, indignée de ces soupçons, enervée par d'injustes reproches, dégoûtée de la vie misérable qui lui est faite, propose à son amant de mourir avec elle pour lui prouver son amour; l'amant accepte et ils se tuent. J'ai observé un cas semblable à Paris.“ S. a. Falret, Du suicide, p. 134.

[9a]) Druck von mir gesperrt.

[10]) A. a. O. S. 530 f.

[11]) Le crime et le suicide passionels. Paris 1900.

leidenschaftlicher als der andere, so gewinnt er einen erheblichen Einfluß auf diesen durch die Lebhaftigkeit seiner Gefühle, durch das Ungestüm seiner Worte; mit einem Worte, er suggeriert diesen durch den Blick, durch das Wort, die Berührung, er bringt seine Gewissenzweifel und Bedenken zum Schweigen durch ein Gemisch von Bitten, Drohungen, Sophismen und bringt ihn schließlich zur Fassung des Selbstmordentschlusses durch die Vorstellung, wie schön, süß und poetisch der gemeinsame Tod ist. Diese Suggestion übt eine besondere Wirkung auf nervöse, eindrucksfähige (impressionable) Naturen aus, die den Personen, welche sie beherrschen, gern gehorchen. Die Suggestibilität wird noch durch den exaltierten und übermäßig aufgeregten Zustand gesteigert, in dem sich die Liebenden unter der Macht der Leidenschaft befinden. Ich kenne einen sonderbaren Fall, in dem der Selbstmord von einem Manne einer Frau suggeriert wurde, deren Liebe er inzwischen eingebüßt und die bereits getrachtet hatte, sich mit einem anderen zu verheiraten; jener Mann flehte sie an, ihn zum letztenmal zu besuchen, und drückte ihr dann mit einem solchen Ungestüm sein Leid, sie zu verlieren, und seine Absicht, sich das Leben zu nehmen, aus, daß er sie dazu bewog, mit ihm zusammen zu sterben." [12])

Bezeichnend für die Macht der persönlichen Suggestion beim Doppelselbstmord ist ein Fall, der sich in Paris im Jahre 1899 zugetragen hat und den uns gleichfalls Proal berichtet. „Der p. p. L..., 36 Jahre alt, Witwer und Vater eines jungen Mädchens, knüpfte ein Verhältnis mit der Frau eines seiner Freunde, Mutter von 4 Kindern, an. Die beiden konnten sich nur selten sehen und litten darunter. L., sehr eifersüchtig, fühlte sich sehr unglücklich; der Tod schien ihm besser als das Leben, das er führte. Bei einer Zusammenkunft mit seiner Geliebten schilderte er dieser seine Leiden, sein Todesverlangen und forderte sie auf, seinen Entschluß zu teilen; es gelang ihm und er veranlaßte sie, einen Brief zu unterzeichnen, in dem die beiden Geliebten die Absicht ihres gemeinsamen Todes kundgaben. In dem Augenblick aber, als sie daran gingen, ihren Plan auszuführen, glaubten sie zu bemerken, daß die Pistole, die sie bei sich hatten, zu schwach war und gingen aus, um ein stärkeres Kaliber zu kaufen. Einmal auf der Straße, erlangte die Frau ihre Selbstbeherrschung wieder, änderte ihre Absicht und lief nach ihrer Wohnung, um ihrem Geliebten zu entkommen. Dieser verfolgte sie indessen; da er das Haustor verschlossen fand, kletterte er über den Zaun, stürmte die Treppe herauf, erreichte die Frau in ihrem Schlafzimmer und schoß auf sie; er jagte sich sodann eine Kugel in den Kopf, die ihn tödlich traf. Als man ihn aufhob, stellte man fest, daß er nach Absinth roch; er trank sich Mut, um die beabsichtigte Tat auszuführen. Er hatte die sonderbare Idee, dem Manne seiner Maitresse den folgenden Brief zu schreiben: ‚Verzeihen Sie zwei Unglücklichen, die sich seit langer Zeit leidenschaftlich lieben und es vorziehen zu sterben als getrennt zu leben. Wir sind zwei Feiglinge. Verzeihen Sie uns, nehmen Sie sich unserer Kinder an.' In einem anderen, an einen Verwandten gerichteten Brief sagt er: ‚Bei der Unmöglichkeit, die

[12]) l. c. p. 77.

Frau, die ich liebe, legitim zu besitzen, ziehe ich den Tod meiner Existenz vor. Tadeln Sie mich nicht, beklagen Sie mich aber. Ich bin feige, da ich meine Tochter allein lasse, aber ich kann nicht mehr leben'." [13])

Zum Schluß noch ein Fall: „Ein junges Mädchen aus Basses-Alpes knüpfte Beziehungen zu einem Hutmacher an; ihre Eltern, die das erfuhren, wollten sie aus dem Orte entfernen; der Liebhaber, von diesem Plan benachrichtigt, verzweifelt und in der Furcht, sie für immer zu verlieren, heißt sie ein Schreiben zu unterzeichnen, in dem das Mädchen und er ihren Beschluß, zusammen zu sterben, mitteilen. Nach einigen Tagen begibt er sich zu seiner Geliebten und, nachdem er sie umarmt hat, sagt er zu ihr: ‚Therese, wir müssen sterben, der Augenblick ist gekommen.' Zu gleicher Zeit feuert er drei Revolverschüsse auf sie ab, die sie töten, und jagt sich dann vier Kugeln in den Körper, die ihn leicht verletzen." [14])

„Wenn eine zum Selbstmord entschlossene Frau ihren Geliebten nicht zum Mitsterben veranlassen kann, so behandelt sie ihn verächtlich wie einen Feigling, quält ihn auf jede mögliche Weise und wenn sie sieht, daß es ihr trotzdem nicht gelingt, richtet sie ihren Selbstmord auf eine Art ein, um ihn ohne sein Wissen mitsterben zu lassen. Das machte neulich eine Frau in Paris: sie zündete ohne Vorwissen ihres Geliebten ein Kohlenbecken an. Um keinen Verdacht aufkommen zu lassen, zeigte sie sich sehr heiter, als sie sich zu ihm hinlegte, umarmte ihn gefühlvoller als gewöhnlich und wandte sich während einer halben Stunde der Lektüre eines Romans zu. Der Liebhaber erwachte des Morgens ganz erstarrt und fand seine Mätresse tot und kalt neben sich." [15])

Diese drei letzteren Fälle stellen offenbar stufenweise Steigerungen des von uns in all den vorangehenden Fällen festgestellten Vorgangs der „Willensauflegung" dar, Steigerungen, die bereits an Mord dicht herangrenzen.

Auf diese Weise zumeist wird also die „Gemeinsamkeit des Todeswillens" in Wirklichkeit hergestellt. Ist sie aber einmal herbeigeführt, dann glaubt der eine Partner ein Anrecht auf das Leben des andern zu haben, dann gilt das Abstehen des einen von der ursprünglichen Absicht nicht nur als Feigheit, sondern als Verrat an der gemeinsamen Abrede. Dieses A n r e c h t glaubt auch jener Mörder zu verwirklichen, der seine Geliebte, die ihm das Todesversprechen gegeben, nachher aber entflieht, auf der Straße und bis in ihre Wohnung verfolgt, wo er ihr den tödlichen Stoß gibt. Dieser Gedanke der Gegenseitigkeit wirkt oft sozusagen über die Schwelle des eigentlichen Lebens hinaus. „Ersteche dich!" ruft die bereits tödlich verletzte Emilie dem Kühne zu, der sich trifft, aber nicht tötet; und als auch der Einschnitt nicht hilft: „Erhänge dich!" Selbst die in ihren letzten Atemzügen liegende Auguste Acker ermahnt noch Gleichmann, sich ein Ende zu machen. Und nur in einem Fall ruft die tödlich verletzte Kurpièlla dem Kaspareck zu: „Töte dich nicht!"

---

13) Proal l. c. p. 74.
14) l. c. p. 76.
15) l. c. p. 74.

— aber nur in dem Glauben: „es wird mir ja besser". Proal sagt: „Lorsque la femme survit à ses blessures, si l'amant a reculé devant la mort, elle ne lui pardonne pas son défant d'énergie," und berichtet uns den folgenden Fall: „Ein Professor am Collège zu P., obgleich 37 Jahre alt, verheiratet und Familienvater, knüpfte ein Liebesverhältnis mit einer 32 Jahre alten Frau, Mutter eines jungen Kindes, an. Da sie ihr Verhältnis nicht fortsetzen konnten, entschlossen sich die beiden Geliebten zum Selbstmord, der Mann durch einen Pistolenschuß, die Frau durch eine kräftige Dose Opiumtinktur. Sie trank auch diese aus, wurde aber durch energische Bemühungen ins Leben zurückgerufen. Als sie dann erfuhr, daß ihr Geliebter sein Versprechen, auf sich einen Schuß abzugeben, nicht hielt, erfüllte sie das mit einem so heftigen Zorn, daß sie eine Flasche Schwefelsäure kaufte und sie ihm ins Gesicht warf." [16])

Aber auch die öffentliche Meinung — wie sie den Todesentschluß als das Resultat der Willenseintracht ansieht — hält auch an dieser Gegenseitigkeit bei der Ausführung der Tat selbst fest. „Es ist sicher" — sagt Garçon — „daß das öffentliche Gewissen gewöhnlich mehr von Mitleid als von Entrüstung gegenüber einer Mutter bewegt ist, die sich zu dem Akte äußerster Verzweiflung hinreißen läßt und, wider Erwartung und Willen gerettet, ihre Kinder überlebt. Es ist nur gegen die [Liebhaber] streng, welche, nachdem sie getötet hatten, keinen Mut gegen sich selbst haben und versagen (refusent), ihren Opfern in den Tod zu folgen." [17])

b) Die innere Motivation des Todeswillens [1]).

Die im Vorstehenden aufgezeigte Struktur des Doppelselbstmords führt uns aber bereits in die Erkenntnis seiner inneren Kausalität ein. Das Mehr- als -Initiative des einen Teils, die Willenseingebung, die Willensaufdrängung seinerseits dem anderen Partner, die das essentielle Merkmal der überwiegenden Mehrzahl der Doppelselbstmorde bildet, weist nach der Richtung hin, wo diese Kausalität zu suchen ist. Sie weist daraufhin, daß der Selbstmordentschluß des führenden Partners nicht — wie es ihm in seiner subjektiven Motivierung der Tat wohl erscheinen mag — in der Idee der Todesgemeinschaft als deren integrierender Bestandteil wurzelt, sondern vielmehr umgekehrt die Idee der Todesgemeinschaft aus jenem Selbstmordentschluß hervorgeht, sobald man nur den ganzen Vorgang in seiner objektiven Kausalverkettung, seiner dem Täter unbewußten Motivation betrachtet. Das Problem des Doppelselbstmords löst sich somit objektiv in das des Selbstmords und der hinzukommenden Teilnahme

---

16) l. c. p. 82.

17) Code pénal annoté, J. I, Paris 1901—6, p. 691.

1) Wir knüpfen bei dieser Terminologie — mangels einer besseren — an die von Robert Sommer (in seiner „Kriminalpsychologie und Psychopathologie auf naturwissenschaftlicher Grundlage") eingeführte Bezeichnung der (bewußten) „Motivierung" für die dem Täter gegenwärtigen (subjektiven) Motive, der „Motivation" für die ihm verborgenen (objektiven) Motive seines Handelns.

an diesem auf[1a]). Den psychologischen Mechanismus dieses zweiten Teils haben wir im vorangehenden Abschnitt kennen gelernt. Jetzt gilt es, dem ersten, ausschlaggebenden Akte oder vielmehr Präludium des Dramas uns zuzuwenden. Der schrittweise Gang unserer Analyse führt uns zu dem Schlusse, daß in der Seele des geistigen Urhebers des Doppelselbstmords Bedingungen gegeben sein müssen, die als hinreichend für die Fassung des Selbstmordentschlusses überhaupt erscheinen. Betrachten wir unsere Fälle näher, so bemerken wir bald, daß diese Bedingungen jedesmal auch gegeben waren, gegeben zum Teil nachweisbar vor dem Gedanken an Doppelselbstmord. Denken wir an Käthe Mandelstein, die schon lange vor der Beredung mit ihrem Geliebten Hagemeier sich mit Selbstmordgedanken herumträgt; an Henriette Vogel, die überhaupt schon vor der Bekanntschaft mit Kleist durch die Vorstellung ihres unheilbaren Leidens lebensüberdrüssig wird; an die schon lange lebensenttäuschte Martha Haars im Falle Brunke; an den von Leppmann (oben S. 17) mitgeteilten Fall, wo die melancholische Stimmung der Frau, die sich mit ihrem Liebhaber umbringen will, schon längst durch ihre zerrütteten Eheverhältnisse vorbereitet ist und wo die Frau ja bereits vorher einen Selbstmordversuch unternimmt. Aber auch dort, wo wir keine so ausführliche Schilderung besitzen wie in diesen Fällen, ergibt sich das gleiche oft aus dem Tatbestand selbst. Wenn eifersüchtige Männer nach dem Zeugnis Brierre-du-Boismonts oder Proals ihre Mätressen zum gemeinsamen Tode überreden, so ist es klar, daß der Lebensüberdruß nur in ihrer von Zweifel und Verdacht zerfressenen Seele lag. Erinnern wir uns, daß das vorherrschende psychologische Charakteristikum der Selbstmörder überhaupt in der Melancholie liegt, so wird uns klar, daß die grundlegende Bedingung des Selbstmords in den geistigen Urhebern des Doppelselbstmords in bestimmtem zeitlichem Abstand vor diesem begründet gewesen sein muß. Wohl mit Recht sagt C. A. Diez ganz allgemein über den Selbstmord: „Häufig ist aber der Selbstmord nicht sowohl die Folge einer wirklichen Überzeugung, das gehoffte Glück nicht finden zu können, als vielmehr dieser Gedanke selbst nur die Äußerung einer unzufriedenen, melancholischen Gemütsstimmung oder wirklich schon ausgebildeter Melancholie ist, deren vorherrschendes Symptom es ja eben ist, alles schwarz zu sehen, überall nur Unglück und Veranlassung zu Furcht, Klage und Unzufriedenheit zu finden.“ [2])

In den dargelegten Kausalzusammenhang ordnet sich auch die auffallende Tatsache, daß es ganz besonders häufig Frauen sind, die als geistige Urheberinnen der Doppelselbstmorde erscheinen,

---

[1a]) Eine Bestätigung der Richtigkeit des von uns aufgefundenen psychologischen Resultats glauben wir in dem programmatischen Satze Wetzels zu erblicken: „Auch abgesehen vom Doppelselbstmord spielt bei den Tötungen der Geliebten mit und ohne deren Willen die Verbindung mit dem Selbstmord eine so große Rolle, daß sich in erster Linie die Erforschung der Psychologie des Geliebtenmordes darauf zu stützen haben wird.“ („Verbrechertypen“, Heft I: Geliebtenmörder, Berlin 1913. S. 96.)

[2]) Der Selbstmord, seine Ursachen und Arten vom Standpunkte der Psychologie und der Erfahrung, S. 154.

mühelos ein. Diese Tatsache ist dem Leser gewiß schon bei der Verfolgung unserer Kasuistik aufgefallen. Die Fälle Hagemeier, Brunke und Kleist sind bereits oben (S. 13) erwähnt worden; nicht minder fest steht aber die geistige Urheberschaft der Emilie im Falle Dietz, der Marie Dubois im Falle Kühne; und wie hier der Lebensüberdruß zunächst von den an ihrem Liebesglück verzweifelnden Mädchen bekundet wird, so ist das gleiche auch bei der Kurpiella (im Falle Kaspareck) der Fall. Und nicht anders ist es in den von Brierre-du-Boismont, Sighele, Chpolianski, Proal u. A. mitgeteilten Fällen. Diese Tatsache steht aber mit der psychologischen Erscheinung im engsten Zusammenhange, daß der Liebeskummer auf Organismus und Gemüt der Frau durchschnittlich eine unvergleichlich tiefere Wirkung ausübt als auf den Mann. Schon der Referent des Falles Gleichmann im Pitaval zieht diese naturpsychologische Tatsache heran, um den Kontrast zwischen der zu Tode betrübten Auguste Acker und dem lebenslustigen Gleichmann zu erklären. Aber es bedarf dazu gar nicht immer einer schweren konkreten Belastung des Lebensschicksals der Frau (z. B. durch die Schwangerschaft, wie in diesem Falle). „Bei dem Manne“, sagt Diez allgemein. ist das Bedürfnis der Liebe nicht so groß wie beim Weibe, er schließt sich nicht so fest an und setzt auf sie nicht ausschließlich alle seine Lebenshoffnungen, alle Pläne für seine Zukunft, auch seine bürgerliche Wohlfahrt, sein Broterwerb hängen nicht so sehr von der Verehelichung ab; nach einem aufgelösten Verhältnisse wird es ihm leichter, wieder ein neues anzuknüpfen; überdies ist, gerade um der angegebenen Ursachen willen, der Mann in solchen Fällen weit häufiger der betrügende und verlassende Teil als der betrogene und verlassene. Deshalb findet der Selbstmord aus getäuschter Liebe bei Männern ungleich seltener statt als bei Mädchen.“ [3]) Und Proal bemerkt: „L'indulgence, à l'égard de la femme, accusée d'un crime passionel, s'impose aussi dans la plupart des cas, pour des raisons physiologiques et psychiques. La femme est une matrice, tota mulier in utero, disait van Helmont; cette définition est assurément incomplète, car, si la femme est une matrice, elle est aussi un cerveau, un coeur et une âme. Mais, il est certain que les retentissements de la matrice sur le système nerveux doivent être pris en considération. Les fonctions physiologiques, auxquelles les femmes sont soumises, règles, grossesse, allaitement, ménopause, déterminent souvent des troubles cérébraux. Il y a un lien étroit entre l'état des organes de la génération et l'état du cerveau. La vie physiologique et psychique de la femme gravite autour de la maternité.“ [4]) Die Selbstmordstatistik bestätigt durchaus diese Erwägungen. Aus den Tabellen der Selbstmordmotive in den verschiedenen Ländern, die G. v. Mayr [5]) bringt, entnehmen wir folgende Zahlen (diese drücken den Anteil der einzelnen Selbstmordmotive an der Gesamtheit der Selbstmordfälle aus):

---

[3]) l. c. p. 140.
[4]) l. c. p. 603.
[5]) Selbstmordstatistik in „Moralstatistik“, Tübingen 1909, S. 381 ff.

Sachsen

		Männer	Frauen
Unglückliche Liebe und Eifersucht	1881—90	2,2	5,2
	1891—95	2,1	7,2
	1905—08	2,5	8,3

Serbien 1902—06

Unglückliche Ehe	Männer	—
	Frauen	3,85

Japan

		1897	1906
Unglückliche Liebe	Männer	3,7	2,8
	Frauen	8,5	6,2

Dänemark 1896—1900

		Männer	Frauen
Unglückliche Liebe und Eifersucht	Hauptstadt	3.5	7,5
	Provinz	2,7	5,2
	Landdistrikte	3,6	5,6

1896—1905

	im Alter von	15—25	25—35	35—45	45—55	55—65	65—75	75 und darüber
Unglückliche Liebe und Eifersucht	Männer	22,2	7,3	1,5	0,5	0,3	—	—
	Frauen	28,1	12,8	1,2	—	—	0,5	—

Die Regelmäßigkeit, mit der das Übergewicht der Frauen überall wiederkehrt, springt in die Augen. —

Von hier aus fällt aber ein klärendes Licht auf die innere Motivation, die uns zunächst als das Problem anmutet: wie kommt ein Mensch dazu, einen anderen wider dessen Willen zum Selbstmord zu drängen? Diese Frage beantwortet sich zunächst durch die den allermeisten Menschen innewohnende Subjektivität der Anschauung und Wertung, durch ihre Unfähigkeit, von sich selbst abstrahierend, zu einem objektiven Denken und Fühlen sich zu erheben[6]). Erst recht kann der zum Tode entschlossene Liebende nicht begreifen, wie sein Geliebter noch am Leben festhalten will; die Idee der in der Liebe liegenden Gemeinsamkeit kommt noch verstärkend hinzu; daß aber jener entschlossene Partner erst den Widerstand des anderen brechen muß, zeigt, daß diese Liebesgemeinschaft durchaus nicht naturnotwendig auch die Gemeinschaft des Todeswillens in sich schließt, sondern daß letztere zunächst nur ein subjektives Gefühl, sodann Projektion dieses Gefühls auf den anderen Partner und schließlich Argument — des einen, bereits Lebensüberdrüssigen ist. Diese Erkenntnis verdanken wir dem alten Diez. Diez hat nämlich auf den engen Zusammenhang zwischen Selbstmord und Mord im Bereiche des Familienselbstmords hingewiesen, wo die sich dem Tode weihende Mutter auch ihre Kinder ermordet (heute sog. „erweiterter Selbstmord"), ferner auf dem Gebiete der Psychopathologie, wo Mord und Selbstmord oft Hand in Hand gehen. Er sieht in diesen

[6]) Diese psychologische Erscheinung tritt besonders klar u. a. auch in den wiederholten Aufforderungen Kleists an seine Freunde zu einem gemeinsamen Selbstmord hervor.

Tatsachen „einen neuen Beweis, wie nahe der Gedanke an Mord und Selbstmord einander liegen und wie wichtig der Ausspruch Delisle de Sales' ist: Sobald das Leben keinen Wert mehr für einen Menschen hat, ist er der Herr des Lebens anderer. Es ist ein leichter Übergang von der Neigung zu sterben zu der Neigung zu töten"[7]. Das trifft analog auch für den Liebes-Doppelselbstmord zu, nur handelt es sich bei diesem seitens des zum Tode bereits entschlossenen Partners gegenüber dem anderen nicht um Mord, sondern um suggerierten Selbstmord; aber auch die Analogie zwischen psychopathologischen und abnormen Zuständen innerhalb der physiologischen Breite trifft hier zu, um so mehr als der Zustand des zum Selbstmord Bereiten schon mehr auf dem pathologischen Grenzgebiet liegt. — Trotz (oder auch vermöge) dieser unserer Erklärung können wir indessen im Doppelselbstmord (ebensowenig wie im Selbstmord) im Gegensatz zur italienischen Kriminalistenschule (Lombroso, Ferri, auch Sighele), kein „Äquivalent" des Mordes erblicken. Nach unserer Erklärung stellt er sich vielmehr psychologisch als „erweiterter Selbstmord" dar.

Proal[8]) berichtet uns einen Fall, in dem der erwähnte psychologische Zusammenhang mit klassischer Deutlichkeit ausgeprägt ist: „Eine eifersüchtige Frau erkrankt und unterfällt Selbstmordideen; sie versucht auch ihren Mann zur Teilnahme zu bewegen. ‚Mehrere Male, erzählt ein Mann, bekundete meine kranke Frau die Absicht des Selbstmords und schlug mir vor, uns zusamenzubinden und zu ersticken; ich habe ihr „ja" gesagt, um sie zu beruhigen; sie war dadurch befriedigt; im Laufe der Zeit trieb ich ihr diese Gedanken aus; aber gestern früh, von ihren Selbstmordgedanken wieder beherrscht und, nachdem sie sah, daß sie mich nicht dazu bewegen konnte, mit ihr zusammen zu sterben, nahm sie sich das Leben'."

Nicht minder klar tritt dieser Zusammenhang des „erweiterten Selbstmords" in den Fällen hervor, wo der Eifersüchtige seiner Geliebten den Selbstmord suggeriert: die Einseitigkeit des negativen Lebensgefühls und seine Verbindung mit dem Doppelselbstmord liegt klar zutage. Nichts anderes, wenn auch in anderer Abstufung, als die Verbindung eigener Lebensmüdigkeit mit Nichtachtung des fremden Lebens liegt psychologisch auch den Fällen zugrunde, die Proal mitteilt, wo des Dienstes überdrüssige, vom Heimweh überwältigte Militärpersonen sich zum Selbstmord entschließen und dann auch ihre Geliebten überreden, mit ihnen zu sterben. In der gleichen Verbindung ist aber auch jene Erscheinung begründet, daß ältere Frauen ihre jüngeren Liebhaber zum Mitsterben überreden, eine Erscheinung, die besonders Proal betont hat, deren Beispiele wir aber auch

---

[7]) „Über die gerichtlich-psychologische Würdigung der Verbindung von Mord und Selbstmord." Annalen der gesamten Staatsarzneikunde, Tübingen 1836, S. 310 ff., vgl. auch Der Selbstmord, S. 320. Ähnliche Fälle bildeten das Hauptinteresse der französischen Psychiater, wie Dechambre (s. „De la monomanie homicide-suicide", Gazette médicale de Paris 1852, p. 715 ff., wenngleich schon hier p. 717 betont wird, daß suicide-homicide nicht notwendig Irrsinn impliziert), Brierre-du-Boismont, Des rapports de la folie avec l'homicide, Annales médico-psychologiques, 1851, p. 626 ff., schon früher Falret, Du suicide 1822, unter dessen Einfluß auch Diez stand.

[8]) l. c. p. 153.

bei Chpolianski[9]), Leppmann u. A. finden. Dieser Zusammenhang spielte auch in dem berühmten gemeinsamen Selbstmordversuch Lamartines mit Mme. X., in die er sich in Aix-les-Bains verliebte, eine Rolle. „Diese verheiratete Frau war krank; zu ihrem Manne zurückgerufen, überdies in der Voraussicht, daß, älter als Lamartine, sie bald seine Liebe einbüßen wird, ohne jede religiöse Überzeugung, hat sie ihm den Gedanken des Mitsterbens suggeriert“[10]). Wie in allen diesen Fällen die Eifersucht, die Krankheit, das Heimweh mit besonderer Deutlichkeit wirkt, so wirkt in den anderen Fällen die angeborene Anlage des einen Partners — häufiger ist das die Frau, seltener der Mann — im Verein mit früheren Leiden und gegenwärtiger Enttäuschung auf dem Untergrund seines Selbstmordentschlusses und seines Mitbestimmens auch des anderen zum Selbstmord.

c) Tat-Ausführung und Ausgang.

Wir machen jetzt einen Schritt weiter. Im Vorangehenden haben wir uns, des besonderen Verständnisses wegen, von dem zweiten Akt der hier analysierten menschlichen Tragödie, in dem wir zugesehen haben, wie der eine Teilnehmer mit dem anderen den Todespakt abmacht, zum Ausgangspunkt des Ganzen, zur Genesis der Selbstmordidee selbst, zurückgewandt. Jetzt wenden wir uns dem dritten Akt und Schluß zu.

Dieser Akt bedarf keiner weiteren Erklärung in den Fällen, wo der von Anfang an bereitwillige oder bereitwillig gemachte Teilnehmer der Todesverabredung bis ins eigene Grab Folge leistet. An Beispielen solcher Treue fehlt es nicht. (Wir erinnern an Kleist, Hagemeier, Kühne, Fol.) Hierher ist wohl auch die Geschichte des Arztes Bancal zu zählen, die in den 30er Jahren des vorigen Jahrhunderts eine Berühmtheit erlangte. Bancal ist von seiner Geliebten zum Doppelselbstmord überredet worden. Er leistete der Verabredung Folge, überlebte jedoch seine Geliebte. „Ihm ist natürlich der Prozeß gemacht worden. Der gesunde Verstand (buon senso) der Geschworenen sprach ihn aber frei (1835). Bancal suchte nach diesem Urteil sich wieder zu töten. Durch Zufall gerettet, wurde er durch Bitten der Freunde und seines Verteidigers überredet, von seinem sonderbaren Vorsatz zu lassen. Am selben Tage indessen reiste er nach dem Süden Frankreichs, wo die Cholera wütete, um seine Dienste als Arzt anzubieten und vielleicht auch, um dort den Tod zu suchen.“[1])

---

9) Dieser bringt namentlich den folgenden Fall: „Die Eheleute B., beide 39 Jahre alt, empfingen seit ungefähr 10 Jahren L., der im Alter von 16 Jahren Geliebter von Frau B. geworden ist. Doktor der Rechte, war M. L. im Begriff, das Amt eines Anwalts zu übernehmen und sich zu verheiraten. Durch Zufall von dieser Absicht informiert, sucht Frau B. ohne Aufschub eine Unterredung mit dem Wortbrüchigen, übt ihren Einfluß auf ihn aus, bestimmt ein Stelldichein und erhält eine Zusage. Am nächsten Tage wird ein Kohlenbecken angezündet. Als man eintritt, findet man M. L. vergiftet und Frau B. in den letzten Atemzügen liegend“ (a. a. O. S. 39).

10) Proal, l. c. p. 72.

1) Sighele, l. c. (nach Chronique des Tribunaux).

In Gegensatz hierzu stehen aber die Fälle, in denen der Täter — es ist das **immer** der **männliche** Teilnehmer — nachdem er den Tötungsakt vollbracht, nicht die Kraft hat, nunmehr sich selbst ein Ende zu machen. Aus unserer Kasuistik ist hier nicht nur Chambige zu erwähnen, der, nachdem er auf sich zwei Schüsse abgefeuert, ohne sich zu töten, von seinem Revolver keinen weiteren Gebrauch machte, sondern auch Diez und Gleichmann, die sich nur oberflächliche Hautschnitte beibringen, sowie Arthur und Brunke, die nach der Tötung des Mädchens von jedem Selbstmordversuch überhaupt Abstand nehmen. Diese Fälle bilden aber anscheinend die Mehrzahl. „Weil der Geliebte ziemlich häufig sich verfehlt und den Selbstmordversuch zu erneuern sich scheut, findet sich die Justiz der Leiche des Mädchens und dem Geliebten, der sich verfehlte, gegenüber und verlangt von diesem Rechenschaft über sein Verhalten," sagt Proal[2]). Leppmann spricht hier von „allgemeiner psychologischer Erfahrung"[3]). Und Sighele sagt: „Manchmal wird die Selbstverletzung nicht einmal versucht. Der Mörder aus Leidenschaft bereut in diesem Falle aufrichtig das begangene Verbrechen, er weint und ist verzweifelt, hat aber keinen Mut, sich selbst zu töten. Der Fall ist so allgemein, daß ich es für unnötig halte, Beispiele anzuführen"[4]). Daher auch der Titel seiner Untersuchung: „L'evoluzione dal suicidio all'omicidio nei drammi d'amore". Dieser allgemeine Charakter bedarf einer Erklärung. Aber diese Erklärung darf keine einheitliche sein. Für einen Bruchteil der Fälle wird wohl die Bemerkung Kreusers zutreffen, der in einem derartigen Schwanken des Täters nach begangener Tat nur eine Folge des schwankenden seelischen Zustands erblickt, welcher für die Melancholiker im allgemeinen charakteristisch ist: „Trotz aller wohlmeinenden Absichten verbergen sich solche Kranke meist nicht das Grauenhafte ihres Vorhabens, der innere Kampf ist noch schwerer als beim einfachen Selbstmord, das Zaudern darum noch schrecklicher, noch häufiger versagt die Tatkraft inmitten der Ausführung, es kommt wohl zu Mord und zu schweren Verletzungen anderer, der Schlußakt der Tragödie fehlt noch, und die eigene Person bleibt zurück mit ihrem Entsetzen über das unvollendete Werk"[5]). Denken wir an Arthur, auf dessen Tat und Zustand diese Beschreibung vollständig paßt. Auch das ganze Verhalten Kasparecks entbehrt nicht der Züge der Melancholie. In noch größerem Grade wird die Bemerkung Kreusers für Familienmörder zutreffen. In gar manchen anderen Fällen hat indessen der psychische Zustand unserer Täter mehr Ähnlichkeit mit der Manie, als mit der Melancholie. Man denke z. B. an Chambige und Gleichmann, wo der Tötung geschlechtliche Akte und Weinrausch vorangehen. Hier müssen wohl andre Momente zur Erklärung herangezogen werden. Tarde erklärt den Fall Chambige durch die Erschöpfung der Energie beim Täter: „Im allgemeinen ist man einig

[2]) l. c. p. 82.
[3]) l. c. p. 531.
[4]) l. c. p. 451.
[5]) Geisteskrankheit und Verbrechen. Wiesbaden 1907, S. 19.

geworden, die vermeintliche Feigheit dieses jungen Mannes zu tadeln, der, wie behauptet wird, den Mut, der aber in Wahrheit die physische Kraft nicht besaß, nachdem er von ihr eben einen verschwenderischen Gebrauch gemacht, hatte, sich eine dritte Kugel in den Kopf zu jagen". (Und er fügt noch hinzu: „Man müßte indessen ein für allemal sich verständigen. Feige, wer sich tötet, sagt man stets, es ist ausgemacht. Und dieselben, die diesen Gemeinplatz wiederholen, sagen jetzt: feige, wer sich nicht tötet. Vielleicht wäre es gut, zu wählen. Ich erlaube mir hinzuzufügen, daß, wenn das Leben das beste aller Güter ist, wie die Allgemeinheit überzeugt ist, Mut dazu gehört, das Leben fortzuwerfen und der banale Optimismus der Öffentlichkeit somit in Widerspruch mit einer ihrer banalen Meinungen steht. Wird man mir endlich die allgemeine Strenge der Moralisten gegen den Selbstmord angesichts ihrer Nachsicht für das Duell erklären?") [6]) — Handelt es sich nach Tarde also wenigstens im Falle Cambige wohl um einen rein physiologischen Energienachlaß oder Energieerschöpfung, so betrachtet die Sache anders S i g h e l e. „Viele, nachdem sie die Geliebte töten, haben in der Tat und aufrichtig die Absicht, sich selbst zu töten; aber vermöge jenes S e l b s t e r h a l t u n g s i n s t i n k t e s, der stärker ist, als irgendein Gefühl, und d e r u n s e r e H a n d a u t o m a t i s c h f ü h r t — verletzen sie sich in ungefährlicher Weise und bleiben am Leben . . . Der Doppelselbstmord verwandelt sich auf diese Weise in Mord und Selbstverletzung." [7]) Das gleiche will wohl auch L e p p m a n n ausdrücken, wenn er sagt: „Im allgemeinen lehrt die psychologische Erfahrung, daß, wenn auch der Entschluß bestanden hat, dem Getöteten in den Tod zu folgen, die Vernichtung der fremden Persönlichkeit gewöhnlich zielbewußter und mit größerer Energie vonstatten geht, als die der eigenen." [8]) Führte der unbewußte Selbsterhaltungsinstinkt die Hand Dietz' oder Gleichmanns, als sie sich nur unbedeutende Schnitte beibrachten, oder war es ein rein physiologischer Nachlaß der Energie nach dem immer wieder aufgenommenen Kampf mit der zum Tode entschlossenen Geliebten und nach der Anstrengung, die die blutige Tätigkeit der Aufschneidung der Adern erforderte? Wer vermag diese Frage zu beantworten? Vielleicht war beides der Fall. Wir können nicht einmal mit voller Sicherheit sagen, ob das eine oder das andere bei jenem Liebhaber der Fall war, der nach der Tötung seiner Geliebten, wie O s i a n d e r sich so schön ausdrückt, „lange mit dem Degen nach seinem Herzen suchte, aber es nirgends finden konnte" [9]). Wie Leppmann sagt auch P r o a l: „Der Liebhaber, der ohne Zittern auf seine Geliebte einige Revolverschüsse abgibt, hat eine weniger sichere Hand, wenn er die Waffe gegen sich selbst kehrt; er verfehlt nicht seine Geliebte, verfehlt aber oft sich selbst. Dann überkommt ihn der Selbsterhaltungstrieb wieder, seine Überspanntheit läßt nach und er ist nicht mehr in der Versuchung, wieder anzufangen. ‚Wir wollten beide sterben, sagte ein Liebhaber, ich bin unglücklich, ich habe mich verfehlt und nicht den Mut gehabt, auf mich noch einen

[6]) Affaire Chambige, Arch. d'anthrop. crim. 1889.
[7]) l. c.
[8]) l. c.
[9]) O s i a n d e r, Über den Selbstmord, Hannover 1813, S. 36.

Revolverschuß abzugeben.'"[10]) (In solchen Fällen, wo also die erschöpfende oder auch nur entmutigende Wirkung einer Selbstverletzung ausscheidet, scheint der kausale Anteil des Selbsterhaltungsinstinkts allerdings größer zu sein.) — An einer anderen Stelle weist Proal noch auf eine besondere Kategorie von Fällen hin, in denen die Wirkung des instinktiven Selbsterhaltungstriebes noch durch ein psychologisches Motiv sui genesis potenziert wird: „Wenn eine verheiratete, bis dahin anständige Frau sich ihrem Geliebten nur unter der Bedingung hingibt, mit ihm zusammen zu sterben, um ihre Schande nicht zu überleben, dann verlangt allerdings die Frau mit Energie den Tod, während der Mann, der den Tod versprochen hatte, um den Besitz zu erlangen, sein Versprechen bereut, nachdem er seine Leidenschaft befriedigt hat; indem er dann die Ruhe des Geistes und der Sinne wiederfindet und keinen Grund wie die Frau hat, den Tod zu wünschen, möchte er leben bleiben, um im Besitze seiner Geliebten zu bleiben."

Zuweilen vernehmen wir noch andere Motive. So hat ein Angeklagter, der sein Opfer, eine Bäckermamsell (angeblich auf ihr Verlangen) mit einem Brotmesser verletzt, vom eigenen Selbstmord Abstand genommen, „weil ihm diese Art des Todes ekelhaft vorgekommen sei"[11]); in einem anderen Fall ist der Selbstmord angeblich deswegen unterblieben, weil der Angeklagte sah, daß die Frau nicht getötet wurde usw.[12]).

Ein überaus wichtiges Moment zur Erklärung der wiederholt beobachteten Erscheinung, daß der Mann seine Geliebte in dieser Weise überlebt, ergibt sich aber aus dem oben des näheren betonten wesentlichen Umstand des Doppelselbstmords selbst, nämlich aus der Anstiftung des Mannes durch die Frau zum Doppelselbstmord, aus dem „suicide imposé" des Mannes. Hierdurch ergibt sich die eigentümliche psychologische Situation, daß die Frau, die bis in den Tod ihre geistige Führung behält, sich doch zugleich zur Ausführung der Tat selbst der größeren physischen Kraft des Mannes bedient, dann aber, sobald das Auge der Frau, das ihn zur Tat angefeuert, bricht, die Stimme, die ihn um sie angefleht, verstummt, auch der physische Ansporn der Hand des Mannes entgleitet. Hierin liegt eine immanente Ursache, die aus dem Doppelselbstmord einen Mord (mit oder ohne Verletzung des Täters) macht. Mit dieser Ansicht stehen wir nicht allein. Schon der alte Pitaval erklärt mit Recht in der gleichen Weise den Schlußakt der Tragödie Gleichmann-Acker. Und neuerdings sagt auch Leppmann: „Es kommt aber (nämlich zum geringeren Zielbewußtsein des Täters, wenn er die Waffe gegen sich selbst wendet) noch eins in Betracht: die verbrecherische Energie des Täters läßt nach der Tötung des Opfers in dem Falle sofort nach, wo der oder die Getötete der geistige Urheber des Tötungsgedankens war, der stärkere Geist, welchem der Schwächling, der die Tat beging, nur

[10]) Proal, l. c. 82.
[11]) Leppmann, a. a. O.
[12]) Zeitungsfall.

so lange gehorchte, als dieser Geist unmittelbar wirkte." Wir besitzen auch ein überaus wertvolles Zeugnis zweier Teilnehmer eines Doppelselbstmords, das unmittelbar auf das hier betonte Moment hinweist: Wir erinnern uns, daß von den beiden Schwestern Haars die ältere Martha zuerst an die Reihe kommen wollte, Alma aber fürchtete, daß Brunke vielleicht nach Marthas Tode der Mut ausgehen würde, und ihr daher auf ihr Bitten der Vortritt gelassen wurde.. Alma Haars scheint eine ausgezeichnete Psychologin des Doppelselbstmords gewesen zu sein. Wie richtig ihre Voraussicht war, geht aus einer späteren Vernehmung des Brunke hervor, wo er sagt: „Wenn ich schließlich den Entschluß (mich zu erschießen) nicht ausgeführt habe, so hat dies andererseits daran gelegen, daß Martha Haars nicht mehr da war; denn in deren Gegenwart würde ich nicht feige geworden sein."

Hingegen scheint es uns psychologisch nicht recht haltbar, wenn das sonst ausgezeichnete Gutachten, das uns eben dies mitteilt, zugleich aus der Tatsache, daß Brunke — am 1. August 1906! — sich in seiner Gefängniszelle erhängte, den Schluß zieht, seine Versicherung (während der Anstaltsbeobachtung), er habe zur Zeit der Tat festen Selbstmordvorsatz gehabt und nur durch die furchtbare Wirkung der Schüsse den Mut verloren; hätte er statt der Pistole Gift gehabt, so würde er gleichzeitig mit den Mädchen sterben (bei der ersten Vernehmung gab er an, nach Abgabe der Schüsse hätte er von Vorübergehenden das Wort „Mutter" sprechen gehört und d a s habe ihm den Mut fortgejagt, E. H.) — es scheint uns, wie gesagt, die Annahme des Gutachtens nicht substantiiert, diese Versicherung entspreche dem wirklichen Tatbestand am 17. Oktober 1905. Der Selbstmord in der Zelle, der in erster Linie doch wohl durch die Gefängnispsyche motiviert sein wird (er ist bekanntlich in den Gefängnissen bei Personen mit desequilibriertem seelischem Gleichgewicht wie Brunke überhaupt keine seltene Erscheinung) und von jenem Doppelmorde durch einen Zeitraum von mehr als 9 Monaten getrennt ist, erlaubt u. E. keinen Rückschluß auf die Rolle, die Brunke bei jener Tat und in der damaligen Geistesverfassung gespielt hat.

Eine derartige Rückfolgerung ist allerdings noch weniger erlaubt aus dem von Leppmann mitgeteilten Nachspiel eines Falles, in dem der Täter nach Ermordung seines Opfers (einer Bäckermamsell mit einem Brotmesser) vom Selbstmord Abstand nimmt, weil ihm diese Art der Tötung ekelhaft vorgekommen sei[13]), und der dann, nachdem er aus der Kasse den Tageserlös genommen, zu seiner Geliebten geeilt und ihr das Geld abgegeben, sich einen Revolver kauft, tagelang sich in der Umgebung Berlins herumtreibt und sich schließlich einen Schuß in den Kopf beibringt, als er nach seiner veröffentlichten Personalbeschreibung von einem Radfahrer erkannt wird[14]).

Damit berühren wir aber die Frage nach der recht verschiedenen Art des eigentlich außerhalb der ganzen Tragödie liegenden nach-

---

[13]) Interessant ist es, daß — trotz des im übrigen ganz andren psychologischen Tatbestandes des Falles Arthur — auch dieser auf die Frage, warum er nach Ermordung seiner Geliebten seinen Selbstmordentschluß nicht etwa durch Erhängen ausgeführt habe, antwortet, dies sei eine schimpfliche Todesart, die er nicht habe wählen wollen.

[14]) l. c. p. 516.

träglichen Verhaltens des am Leben gebliebenen Täters, das indessen durch manchen seiner Züge für die psychologische Beurteilung des Täters und seines inneren Verhältnisses zur Tat einen Hinweis geben kann. Nur muß in jedem Fall sorgfältig differenziert werden. In vielen Fällen stellt sich der Täter selbst unmittelbar nach der Tat der Polizei. Dies ist z. B. bei Brunke und Arthur der Fall. Während aber der erstere keine Spur von Reue zeigt, die Selbststellung mithin nur die Fortsetzung seiner wahnwitzig-eitlen Verirrung darstellt (schreibt er doch aus dem Untersuchungsgefängnis glückselig der Mutter, sie solle ihn nur nicht beklagen, diese Tat hätte ihn erst aus einem Jüngling über Nacht zum Manne gemacht), ist sie bei dem zweiten der unmittelbarste Ausfluß einer reumütigen Gesinnung. Ob eine solche Selbststellung übrigens zugleich als eine Art indirekten Selbstmords vom Täter gedacht ist (der sich selbst der Justiz und eventuell der Todesstrafe ausliefert), kann nur in jedem einzelnen Fall gesagt werden. Es scheint dies z. B. wohl der Fall zu sein, bei Arthur und Gleichmann. Bei jenem erscheint angesichts seiner qualvollen Schwankungen der Gedanke besonders plausibel, daß ihm die Strafjustiz als ein willkommenes Ende seiner unerträglichen inneren Spannung vorgeschwebt haben mochte, ein Ende zugleich, das keiner Anstrengung mehr seinerseits bedürfte. Dieser aber verlangt direkt nach Strafe, er empfindet das über ihn gefällte Urteil eher als zu mild und zeigt eine unverkennbare Reue, er wendet sich zwar zunächst an seine Verwandten; angesichts seines ganzen Verhaltens nach der Tat scheint dies jedoch nur mehr sozusagen ein reflektorischer Akt eines Jünglings zu sein, der in einem höchst kritischen Augenblick seines Lebens sich zunächst in den Schoß seiner Familie flüchtet, nicht aber ein — übrigens bei der Übersichtlichkeit der Ortsverhältnisse aussichtsloser — Fluchtversuch; auch von seinem Bruder, dem Unteroffizier, konnte er wohl kaum eine Begünstigung erwarten. — Kaspareck entdeckt sich zuerst zwar nicht der Polizei, sondern seinen Bekannten, er spricht von Selbstmord, ohne ihn zu versuchen, macht aber auch keinen Fluchtversuch und erwartet mit Bestimmtheit seine Hinrichtung. Seine kurze Entfernung aus dem Dorfe galt nur dem — vergeblichen — Versuch, sich doch ein Ende zu machen, und freiwillig kehrt er zurück. — Alles das ist für seine innere Verwirrung bezeichnend. Später stellt sich auch die Reue ein und die Geschworenen, die hier eine Affekttötung angenommen und ein Gnadengesuch an den König eingereicht haben, um den Angeklagten mit der Todesstrafe zu verschonen, haben wohl das Richtige getroffen.

So kann der Richter und der Psychiater erst auf Grund der eingehenden Kenntnis des konkreten Falles und der Persönlichkeit des Täters alle die im obigen hervorgehobenen Momente abwägen. Wir dürfen uns aber wohl nicht der Täuschung hingeben, daß er all die damit verknüpften Fragen restlos wird lösen können: ein unerforschbarer, irrationaler Rest wird fast stets bleiben, denn ein Teil dieser Fragen (denken wir nur an das Problem: Selbsterhaltungstrieb oder Nachlaß der Energie) bleibt nur der intuitiven Psychologie, der Einfühlung überlassen.

Anhang. Der fingierte Doppelselbstmord.

Im Zusammenhang der forensischen Fragen sei noch eine Erscheinung erwähnt: der fingierte Doppelselbstmord. Diese Fiktion kann doppelter Art sein: der Täter fingiert neben dem wirklichen Selbstmord des anderen Partners auch seinen eigenen Selbstmord; oder aber er begeht in der Tat einen Selbstmord resp. Selbstmordversuch, fingiert aber das Verlangen oder die Einwilligung seines Opfers in die Tötung. Zu den Fällen ersterer Art gehört z. B. der von Garçon angeführte Fall, in dem ein junger Mann, der die Selbstmordneigungen seiner Geliebten kennt, sie glauben läßt, daß er gleichfalls, mit ihr gemeinsam, einen Selbstmord begehen will; er führt sie in eine eisfreie Stelle eines Flusses hinein, dann verläßt er sie, die nach kurzer Zeit stirbt. Merkwürdigerweise erkannte hier das französische Gericht (auf Grund des Art. 319 c. p.) nur auf fahrlässige Tötung[1]). Chpolianski zeigt uns aber noch andere Möglichkeiten, den Doppelselbstmord zu fingieren, deren Feststellung freilich viel schwieriger ist, als die der Fiktion des vorhergehenden Falles. So kann der eine Partner die chemischen Eigenschaften eines Giftes besser kennen als der andere bzw. können sie diesem überhaupt unbekannt sein; er kann demgemäß vor oder nach der Einnahme von Gift eine dieses paralysierende Lösung einnehmen. Besonders wichtig in praktischer Beziehung ist aber die Ausnützung der Lage bei Gasvergiftungen: wer tiefer oder näher am Fenster liegt, der ist in geringerer Gefahr. Die Hauptfrage der Expertise wird sich in diesen Fällen darauf richten müssen, ob die sichernde Lage zufällig (so z. B. in einem von Muralt angeführten Falle, wo der vom Gas betäubte Ehemann aus dem Bette herunterfällt) eintrat oder absichtlich herbeigeführt wurde, — eine Frage freilich, die durchaus nicht immer bloß auf technischer, sondern oft auch auf psychologischer Grundlage mitbeantwortet werden muß.

Als Beispiele der zweiten Art, wo der Täter die Einwilligung oder das Verlangen seines Opfers in den Tod vorspiegelt, führen wir den folgenden Fall an, den wir Proal[2]) entnehmen:

„Im Juli 1895 tötete ein Elektrotechniker in Paris zunächst seine Geliebte aus Eifersucht, dann sich selbst; er hinterließ Briefe, die an einen Doppelselbstmord glauben lassen: ‚Wir, Luise und ich, haben schon seit langer Zeit beschlossen zu sterben. Wir hatten die Absicht, uns zu verheiraten, aber ihr Vater sträubte sich dagegen, er sagte, er wolle lieber sie tot als mit mir verheiratet sehen. Sein Wunsch wird erfüllt werden. — Wie wird dies alles enden: ich weiß

---

[1]) Code pénal annoté, Paris 1901—6, T. I, p. 797.

[2]) Le crime et le suicide passionnels, p. 152.

es nicht, denn Luise hat keinen Mut zu sterben und ich kann nicht die Frau töten, die ich bis zum Wahnsinn liebe.' Einige Tage später fügt er hinzu: ,Der Vater von L. hat uns zusammen gesehen und ihr eine fürchterliche Szene gemacht. Die Erschrockene sagte mir, daß sie nicht mehr mit mir zusammenzukommen wagt; nunmehr muß Schluß gemacht werden.' Er versetzte seiner Geliebten mehrere Brust- und Bauchwunden mit einem Dolch und tötete sich dann durch einen Schuß in den Mund. Die hinzugelaufenen Nachbarn fanden den Mann tot und die Frau noch atmend; sie konnte vor ihrem Tode aussprechen, daß ihr Geliebter sie aus Eifersucht verwundete, und daß sie sich aus Kräften gewehrt hatte. Ein Zeuge bestätigte ihre Aussage und bekundete, daß er Hilferufe hörte."

In diesem Fall konnte also die angebliche Verabredung des gemeinsamen Selbstmords durch Zufall widerlegt werden. In anderen Fällen ist diese Widerlegung mit dem Tode des Hauptzeugen natürlich unendlich erschwert. Dies zeigt schon der folgende Fall:

„Am 16. Januar 1885 hob ein Polizeiagent mit Hilfe einiger Vorübergehenden auf dem Trottoir der Rue de la Comédie in Saint-Etienne einen jungen Mann auf, der sich soeben aus dem zweiten Stockwerk des Hotels de l'Europe stürzte. Man drang in sein Zimmer ein und fand ein mit Blut bedecktes junges Mädchen, das kein Lebenszeichen gab. Der Polizeikommission, die eilends zur Stelle war, erklärte der junge Mann, daß das Mädchen seine Geliebte war und er sie getötet hat, damit sie keinem anderen angehöre. Er fügte hinzu, daß er nur auf Grund einer Verabredung zwischen ihnen beiden gehandelt hat. Im übrigen verweigerte er jeden Identitätsnachweis; er ließ sich im Hotelbuch unter dem Namen Mézat und Frau aus Lyon eintragen und hatte die Vorsicht, von der seinigen und des Mädchens Wäsche und Kleidern alle Zeichen zu entfernen, die als Indizien dienen könnten. — Trotz der Erklärungen des jungen Mannes stellte die Anklage sich auf den Standpunkt, daß in der blutigen Szene vom 16. Januar weder ein mitleidwürdiges Abenteuer zweier, zum gemeinsamen Tode entschlossener Liebender noch ein Eifersuchtsdrama zu erblicken ist, sondern einfach das Verbrechen eines Mannes, der ein Kind durch Lüge verführte und, die Unmöglichkeit einsehend, dieses Leben weiterzuführen, seine Geliebte tötet, damit sie nicht einem anderen angehören, dann sich selbst zu töten versucht, um der Strafe zu entgehen. Der Angeklagte wurde für schuldig befunden und, mit Zuerkennung mildernder Umstände (?), zu lebenslänglicher Zwangsarbeit verurteilt." [3])

Auf der Dresdner Tagung der Gesellschaft für gerichtliche Medizin hat namentlich Puppe darauf hingewiesen, daß es zur Unterscheidung fingierter Familienselbstmorde von wirklichen ein Kriterium gibt, und zwar ist es bei jenen ein Begehrungsmotiv (die Familie loszuwerden), bei diesen ein Unbehagensmotiv des Täters. Auf dem Gebiete des Liebes-Doppelselbstmords lassen sich diese Kriterien nur auf die Fälle anwenden, wo der Täter keiner oder keinen ernstlichen Selbstmordversuch unternimmt (so hat dieses Merkmal denn auch der Gutachter des Falles Arthur in Erwägung

[3]) Chpolianski a. a. O.

gezogen, wo der Täter, ohne Selbstmord zu versuchen, am Leben blieb und die Möglichkeit bestand, daß er seine Geliebte loswerden wollte, um eine Kollegin zu heiraten). Wo aber, wie in den Fällen der zweiten Gruppe, ein ernstlicher Selbstmordversuch des Täters vorliegt, verliert diese Unterscheidung ihren Sinn. Die hier aber in Frage stehende Einwilligung des getöteten Partners oder Mangel derselben muß aus anderen Merkmalen, teils technischer, wie Richtung der Schüsse, Spuren des Kampfes u. dgl., teils psychologischer Natur (nachweisbar frühere Selbstmordneigungen des getöteten Partners) erschlossen werden. — In einem von Leppmann dargestellten Falle ist die Frage akut geworden, ob die Stellung des Todesverlangens in einer plötzlichen Eingebung erfolgen kann. Die Möglichkeit eines solchen Verlangens ist von Leppmann und Straßmann bejaht worden. — Bezüglich des Gesichtsausdrucks des Leichnams führen wir eine Bemerkung Lacassagnes an, wonach man bei Betrachtung des Gesichts eines Toten die Neigung hat, ihm einen vermeintlichen Ausdruck zu verleihen. „Was die Doppelselbstmorde anbetrifft, so habe ich eine Anzahl von Liebespaaren beobachtet, die sich ertränkten, nachdem sich beide zusammengebunden hatten, andere, die das Gift aus demselben Glase getrunken, solche ferner, die sich durch Kohlendampf erstickt haben. Ich hatte auch Mörder-Selbstmörder zu untersuchen; der Liebhaber tötet seine Mätresse und richtet dann sich selbst. Bei diesen Opfern oder bei den Todesgatten habe ich niemals auf den Gesichtszügen die Spuren eines letzten Gedankens oder eines letzten Trostes gelesen. Gleicherweise im umgekehrten Falle habe ich mehr als 50 Leichname ermordeter Personen beobachtet und bemerkt, daß die Angst, das Entsetzen keineswegs auf dem Gesicht ausgeprägt waren." „So wäre" — bemerkt dazu mit Recht Tarde, der diese Beobachtungen im Falle Chambige heranzieht — weder ein Beweis pro noch contra aus dem Gesichtsausdruck zu ziehen, den die tote Frau G. den ersten Beobachtern zu haben schien, die zu tief bewegt waren, um gut beobachten zu können. Ich kann indessen nicht umhin, zu glauben, daß sie sich nicht gänzlich getäuscht haben und daß der Gegenstand ihres Erstaunens, diese Ruhe der Gesichtszüge, diese Lage des Körpers und der Hände, bestätigt mehr als widerlegt, die Darstellung ihres Todes" (sc. durch Chambige und den Kutscher). Der gleichen Ansicht wird man wohl da zuneigen können, wo (wie z. B. im Falle Kleist) der Gesichtsausdruck des Leichnams mit dem Berichte der Zeugen übereinstimmt, die die Beteiligten unmittelbar vor der Tat beobachtet hatten. Im allgemeinen können jedoch aus dem Gesichtsausdruck des Opfers keinerlei zwingende Schlüsse gezogen werden[4].

[4]) Vgl. meinen Aufsatz: „Der Gesichtsausdruck der Leiche in kriminalistischer Beziehung." Archiv für Kriminologie (früher Groß' Archiv) 1919.

Im knappen Rahmen dieser Studie sollte und konnte nur eine psychologische Analyse des Aktes des Doppelselbstmords selbst gegeben werden. Eine eingehende psychopathologische, soziologische und strafrechtliche Beurteilung der Hauptarten des gemeinsamen Selbstmords soll in einem noch in diesem Jahre bei Marcus & Weber, Bonn, erscheinenden Werke: „Der Doppelselbstmord als Erscheinung des Liebes- und Familienlebens" nebst reicher Kasuistik gegeben werden.